T0209466

essentials

essentials liefern aktuelles Wissen in konzentrierter Form. Die Essenz dessen, worauf es als „State-of-the-Art" in der gegenwärtigen Fachdiskussion oder in der Praxis ankommt. *essentials* informieren schnell, unkompliziert und verständlich

- als Einführung in ein aktuelles Thema aus Ihrem Fachgebiet
- als Einstieg in ein für Sie noch unbekanntes Themenfeld
- als Einblick, um zum Thema mitreden zu können

Die Bücher in elektronischer und gedruckter Form bringen das Fachwissen von Springerautor*innen kompakt zur Darstellung. Sie sind besonders für die Nutzung als eBook auf Tablet-PCs, eBook-Readern und Smartphones geeignet. *essentials* sind Wissensbausteine aus den Wirtschafts-, Sozial- und Geisteswissenschaften, aus Technik und Naturwissenschaften sowie aus Medizin, Psychologie und Gesundheitsberufen. Von renommierten Autor*innen aller Springer-Verlagsmarken.

Reiner Bartl

Morbus Sudeck (CRPS)

Fortschritte in Pathogenese,
Diagnose und Therapie

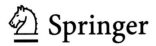 Springer

Reiner Bartl
Osteoporose Zentrum München am Dom
München, Deutschland

ISSN 2197-6708   ISSN 2197-6716   (electronic)
essentials
ISBN 978-3-662-66012-6   ISBN 978-3-662-66013-3   (eBook)
https://doi.org/10.1007/978-3-662-66013-3

Die Deutsche Nationalbibliothek verzeichnet diese Publikation in der Deutschen Nationalbiblio-
grafie; detaillierte bibliografische Daten sind im Internet über http://dnb.d-nb.de abrufbar.

Planung/Lektorat: Antje Lenzen
Springer ist ein Imprint der eingetragenen Gesellschaft Springer-Verlag GmbH, DE und ist ein Teil
von Springer Nature.
Die Anschrift der Gesellschaft ist: Heidelberger Platz 3, 14197 Berlin, Germany

Was Sie in diesem *essentials* finden können

- Definition und Diagnosestellung des CRPS
- Typen, Verlauf, Stadien und Prognose des CRPS
- Strategien und Optionen der Therapie
- Sonderformen des CRPS

Inhaltsverzeichnis

Über den Autor

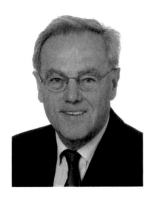

Prof. Dr. med. Reiner Bartl Ab 1970 Assistenz-
arzt und 1983 Professur für Innere Medizin an
der **Ludwig-Maximilians Universität München** mit
Schwerpunkt Hämatologie, Onkologie und Osteologie. Leiter der Mammakarzinom-Ambulanz und des
Bayerischen Osteoporose-Zentrums am Klinikum
Großhadern. Seit 2009 Etablierung des **Osteoporo-
sezentrums** München am Dom. Publikation von ca.
50 Büchern und mehr als 300 Publikationen.

Einleitung und Definition

Übersicht

- Der Hamburger Chirurg Paul Sudeck hat 1900 erstmals dieser rätselhaften Erkrankung den Namen gegeben: Morbus Sudeck.
- Heute wird die Erkrankung weltweit „Complex Regional Pain Syndrom" (CRPS) genannt.
- CRPS wird in 3 Typen unterteilt: Typ 1, nach einem Trauma, Typ 2, nach einer Nervenverletzung, Typ NOS, „Not Otherwise Specified".
- CRPS wird klinisch nach den „Budapester Kriterien" diagnostiziert.
- Diagnose und Therapie erfordert ein rasches, multidisziplinäres Vorgehen.

Treten nach einer Prellung, einer Fraktur oder einer Operation Wochen später unklare und inadäquate Schmerzen auf, muss differentialdiagnostisch immer auch an einen „Morbus Sudeck" gedacht werden. Diese immer noch rätselhafte Erkrankung wurde erstmals im Jahre 1900 vom Chirurgen Paul Sudeck (1866–1945) beschrieben und von ihm als Reflex- oder Algodystrophie mit einem stadienhaften Übergang in Knochenatrophie bezeichnet („Sudeck's atrophy"). Diese facettenreiche und in ihrer klinischen Präsentation heterogene Schmerzkrankheit wird heute noch nicht vollständig verstanden und wurde 1994 in der internationalen Literatur als „Komplexes Regionales Schmerzsyndrom" (engl. **CRPS** – **C**omplex **R**egional **P**ain **S**yndrom) bezeichnet. Sie stellt eine schwere Komplikation von Traumata oder Immobilisation einer Extremität (Prellungen, Distorsionen, Frakturen, Operationen) dar, die sich Wochen später zu einer für den Patienten zermürbenden chronischen Schmerzkrankheit entwickeln kann (Abb. 1.1).

R. Bartl, *Morbus Sudeck (CRPS)*, essentials,
https://doi.org/10.1007/978-3-662-66013-3_1

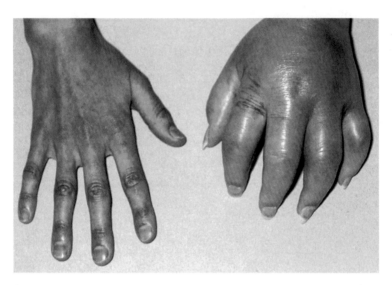

Abb. 1.1 Sudeck-Symptomatik der linken Hand im akuten Stadium mit massiver Schwellung. Mit freundlicher Genehmigung des Springer-Verlages aus dem Buch „Lehrbuch der Entstauungstherapie" von G. Bringezu, O. Schreiner 2020 [5]

Drei **CRPS Subtypen** werden heute aus ätiologischen und pragmatischen Überlegungen unterschieden:

CRPS 1: Fehlender Nachweis einer Nervenverletzung (früher RSD „reflex sympathetic dystrophy", weitgehend mit der alten Bezeichnung „Morbus Sudeck" identisch).

CRPS 2: Nachweis einer Nervenverletzung (früher „causalgia").

CRPS NOS: Dieser dritte Typ wird definiert als CRPS, das nicht alle Budapester Kriterien erfüllt, aber differentialdiagnostisch nicht anders erklärt werden kann („not otherwise specified").

> **Übersicht**
> Krankheitsbezeichnungen, die früher oder immer noch für das CRPS verwendet werden:

CRPS Typ 1: Morbus Sudeck, Sudeck-Syndrom, Sudeck-Dystrophie, Sudecksche Krankheit, Algodystrophie, Sympathische Reflexdystrophie, Neurodystrophie, Schulter-Hand-Syndrom.
CRPS Typ 2: Kausalgie.

Die Ausführungen in diesem „*Essentials*" richten sich nach der S1-Leitlinie der Deutschen Gesellschaft für Neurologie (2018) und den **„Budapester Kriterien"** (2003) mit Einteilung der Symptome in 4 Kategorien: sensorisch, vasomotorisch, sudomotorisch und motorisch/trophisch. Mit den aktuellen, international anerkannten Definitionen und diagnostischen Kriterien kann die Diagnose frühzeitig und einheitlich gestellt werden. Die Fortschritte bezüglich Pathophysiologie, Definition, Diagnose und Therapie dieser Krankheit erlauben heute vor allem bei dem CRPS Typ 1 eine gute Prognose und sogar Heilungschance. Neben der Schmerzkontrolle steht auch eine Wiederherstellung der Funktionalität und eine Ausheilung des Entzündungsprozesses im Knochen und den benachbarten Weichteilen im Vordergrund. Voraussetzung für diese optimistische Aussage sind 3 Umstände:

- Frühe Diagnosestellung eines Entzündungsprozesses im traumatisierten Skelettbereich mit dem Nachweis eines Knochenmarködems in der **MRT**. Indikation zu dieser Untersuchungsmethode sind auftretende Schmerzen oft Wochen nach dem Trauma.
- **Multidisziplinäres Konsil** von Unfallchirurgen, Orthopäden, Osteologen, Radiologen, Neurologen und Schmerztherapeuten, auch mit der Frage einer frühen stationären Behandlung in einem Schmerzzentrum.
- Neben einer medikamentösen, psychologischen und physiotherapeutischen Behandlung der Schmerzsituation zusätzlich eine konsequente Therapie des Knochenmarködems mit einem modernen intravenösen **Bisphosphonat.**

Damit kann in der Regel bereits im Vorfeld das Vollbild eines CRPS Typ 1 verhindert werden. Zusätzlich wird damit die gefürchtete Knochenatrophie in späteren Stadien durch Hemmung der Osteoklasten verhindert.

Häufigkeit und klinisches Bild

2

Übersicht

- CRPS tritt nach unterschiedlich schweren Verletzungen der Extremitäten auf. Ein spontanes Auftreten ist dagegen selten.
- Die obere Extremität (Radiusfraktur) ist mit 60 % am häufigsten befallen.
- Frauen sind häufiger betroffen als Männer, ebenso Personen zwischen dem 40. Und 70. Lebensjahr.
- Die Inzidenz des CRPS wird mit 5–26/100.000 Patientenjahre in der Literatur angegeben.
- Auch Kinder, Jugendliche, Schwangere und geriatrische Personen werden betroffen.
- Die Heilungsquote liegt bei etwa 50–70 %, mit besonders guter Prognose im frühen Stadium.
- Das klinische Krankheitsbild umfasst 4 Kategorien an Symptomen: sensorisch, vasomotorisch, sudomotorisch und motorisch/trophisch.

2.1 Häufigkeit

Das CRPS Typ 1 tritt nach Verletzungen von Extremitäten („bone bruise", Prellungen, „Haarrissen", Frakturen) bei 2–5 % der Patienten, am häufigsten bei distaler Radiusfraktur auf. Mehr als 60 % der CRPS Fälle finden sich in der oberen Extremität, mit den restlichen 40 % in der unteren Extremität. Mit einem CRPS Typ 2 nach peripheren Nervenverletzungen ist bei ungefähr 2–5 % der

R. Bartl, *Morbus Sudeck (CRPS)*, essentials, https://doi.org/10.1007/978-3-662-66013-3_2

CRPS-Patienten zu rechnen. Ein spontan auftretendes CRPS ist sehr selten, aber auch ein „Bagatelltrauma" kann dieses Syndrom auslösen, oft an benachbarter Stelle (z. B. Quetschung des Außenknöchels und Auftreten eines schmerzhaften CRPS im Mittelfuß Wochen später).

> Die Inzidenz wird mit 5–26/100.000 Patientenjahre in der Literatur angegeben. Frauen sind 4 mal häufiger betroffen als Männer. Eine Ausheilung des CRPS erreicht man bei der Hälfte der Patienten.

Frauen sind häufiger betroffen gegenüber Männern. Sie haben auch ein höheres Risiko für schwere Komplikationen wie z. B. Infektionen, Ulzera, chronisches Ödem und Bewegungseinschränkung. Die meisten Patienten sind zwischen 40 und 70 Jahre alt, aber auch Kinder und Schwangere können betroffen sein und bedürfen einer angepassten Behandlung. Die Erkrankung verläuft ohne Therapie chronisch und ausgesprochen langwierig – über Monate, Jahre oder gar Jahrzehnte mit Zerstörung der Lebensqualität. Die Heilungsquote des CRPS hängt von der Dauer der Erkrankung ab: durchschnittlich 50 %, 74 % im ersten Jahr nach Beginn und 36 % nach 6 Jahren nach Beginn der Erkrankung. Diese Prozentzahlen in der Literatur sind in Ihrer Zuverlässigkeit aber eingeschränkt durch:

- Heterogenität der Symptomatik und der diagnostischen Kriterien
- Unterschiedliche Definition der „Heilung".

2.2   Klinisches Bild

Die Symptome des CRPS sind zu Beginn unspezifisch und treten häufig erst nach Entfernung der Gipsschale 4–5 Wochen nach dem Frakturereignis oder erst Wochen später auf. Schmerzen oder Schwellungen werden oft falsch interpretiert und dafür Druckstellen der Gipsschale verantwortlich gemacht. Eine nochmalige Kontrolle der Frakturheilung erfolgt in der Regel erst 12 Monate nach Gipsentfernung, und häufig hat sich in dieser Zeit die Krankheit CRPS mit den klassischen diagnostischen Kriterien voll entwickelt. Ein Arztbesuch in der Zwischenzeit mit dem Ziel einer frühen Diagnose findet oft nicht statt oder wird vom Patienten nicht wahrgenommen.

Das Vollbild eines CRPS umfasst **4 Kategorien an Symptomen:**

- Sensorisch
- Vasomatorisch
- Sudomotorisch, und
- Motorisch/Trophisch

Der Beginn eines CRPS wird von sensorischen Störungen geprägt: brennender Ruheschmerz, Hyperästhesie (Überempfindlichkeit) und Allodynie (Schmerzempfindung, die durch Reize ausgelöst wird, die normalerweise keinen Schmerz verursachen). Ist dieser Schmerztyp nach Abnahme des Gipsverbandes oder Wochen später nachzuweisen, ist meines Erachtens eine MRT zum Nachweis eines Knochenmarködems (KMÖ) angezeigt. Auf das schmerzhafte KMÖ, das in diesem Stadium noch problemlos mit Infusionen eines modernen Bisphosphonates therapierbar ist, kann in den folgenden Wochen eine entzündliche Reaktion der gesamten traumatisierten Extremität folgen. Die Symptome umfassen Schwellungen, Veränderungen der Hautfarbe und der Temperatur der betroffenen Extremität. Im weiteren chronischen Verlauf fällt eine vermehrte Schweißbildung und/oder Veränderungen des Fingernagel- und Haarwachstums. Hinzu kommen folgende Auffälligkeiten:

- Beeinträchtigte Beweglichkeit bei der Beugung und Streckung im Hand- bzw. Sprunggelenk
- Schmerzverstärkung durch äußere Faktoren wie Kälte, Wärme und Berührungen
- Gefühl, daß die betroffene Extremität nicht mehr zum Körper gehöre (Störung der Körperwahrnehmung) und Meidung, das betroffene Körperteil zu benutzen (z. B. Vermeiden des Aufsetzen des Fußes zum Gehen und bewußte Nutzung einer Gehhilfe trotz Vorliegen eines Bagatelltraumas).

Dieses Stadium entspricht damit der Diagnose eines CRPS Typ 1 nach den Budapester Kriterien.

Übersicht

Da für einen Heilungserfolg in der Regel nur ein Zeitfenster von wenigen Monaten nach Auftreten der ersten Symptome bleibt, ist die richtige Interpretation der ersten Symptome mit einem erfahrenen Arzt so wichtig:

- Schmerzen Wochen nach einem Trauma einer Extremität (Prellung, Fraktur, Operation) oder nach Abnahme des Gipsverbandes
- Zunehmende Schwellung in der betroffenen Extremität (Umfangmessungen!) und Einschränkung der Beweglichkeit
- Farb- und Temperaturunterschiede zur gesunden Extremität
- Übermäßiges Schwitzen und Haarwachstum

Pathogenese und Risikofaktoren 3

Übersicht

- Die Theorie des „coupling" von sensorischen und sympathischen Nervenfasern im befallenen Areal rückt immer stärker in den Mittelpunkt.
- Drei pathophysiologische Stadien des CRPS werden heute unterschieden: periphere Sensibilisierung, zentrale Sensibilisierung und kortikale Manifestation (S1).
- Weitere Ursachen des CRPS sind der oxydative Stress, Durchblutungsstörungen sowie autoimmunologische und psychologische Mechanismen.
- Eine Reihe heterogener Risikofaktoren sind bekannt, die aber nur schwach in Studien belegt worden sind.

3.1 Pathophysiologische Grundsätze

Die Pathophysiologie des CRPS ist wie die Erkrankung selbst heterogen mit multiplen Mechanismen und nur zum Teil verstanden. Das Auftreten eines CRPS ist unabhängig von der Schwere der Verletzung. Oft mehrere Wochen nach dem Trauma kommt es zu einer ödematösen Entzündungsreaktion im Knochen/Knochenmark (Knochenmarködem-Syndrom) und später in den benachbarten Weichteilen. Der Überschuß an entzündlichen Mediatoren führt zu einer Fehlregulation des Nervensystems, der den weiteren Heilungsverlauf blockiert und einen „circulus vitiosus" von Schmerz und überschießender Sympathikusreaktion in Gang setzt. Die Vorstellung einer sympathischen Hyperaktivität führte

R. Bartl, *Morbus Sudeck (CRPS)*, essentials,
https://doi.org/10.1007/978-3-662-66013-3_3

zu dem Begriff „reflex sympathetic dystrophy" (RSD). Neu Studie konnten aber
zeigen, daß eine sympathische Ganglienblockade nur bei einem Teil der Patienten
mit CRPS zu einer Schmerzerleichterung oder gar zu einer Heilung führte. Dem-
nach ist die Theorie eines sympathisch ausgelösten Schmerzes („sympathetically
maintained pain") nur eine Komponente des Rätsels CRPS.

Derzeit werden beim CRPS 3 pathophysiologische Stadien unterschieden
(Abb. 3.1):

- Periphere Sensibilisierung
- Zentrale Sensibilisierung
- Kortikale Präsentation (S1)

3.2   Periphere Sensibilisierung

Der Beginn der schmerzhaften Entzündungsreaktion erfolgt beim CRPS Typ 1
im traumatisierten Knochen im Rahmen der Bruchheilung mit Aktivierung von
Osteoklasten, T und B Zellen, Makrophagen und Granulozyten. Dabei wird
eine Fülle von entzündlichen Mediatoren einschließlich Zytokine wie z. B.
Interleukine, Tumornekrosefaktor-α (TNF-α), Nervenwachstumsfaktor (NGF),
Bradykinin, und Prostaglandine (PGE$_2$) ausgeschüttet. Diese Substanzen führen
zu einer erhöhten Sensibilisierung der pro-nozizeptiven Kanäle primärer afferenter Neuronen (TRP Kanäle), die vor allem für den persistierenden brennenden
neuropathischen Schmerz verantwortlich sind. Die aktivierten Osteoklasten verursachen einen überstürzten Knochenabbau, der im weiteren Verlauf zu einer
Knochenatrophie führt, und mit ihrer Wirkung auf das Immunsystem vor allem
die Entwicklung des schmerzhaften Knochenmarködems (KMÖ), die eine Art
„Vorstufe" des CRPS Typ1 darstellt.

3.3   Zentrale Sensibilisierung

Klinische Beobachtungen, das refraktäre Verhalten und funktionelle MRT-Studien
bei Patienten mit chronischem CRPS führten zur Annahme einer zentralen Sensibilisierung mit einer zentralen Entzündung durch Astrozyten und Mikroglia im
Rückenmark. Diese verursachen durch Ausschüttung pro-nozizeptiver Mediatoren
den Zustand einer persistierenden Entzündung („chronische neuronale Hyperaktivität des ZNS"). Während die periphere Entzündung für die Symptome beim

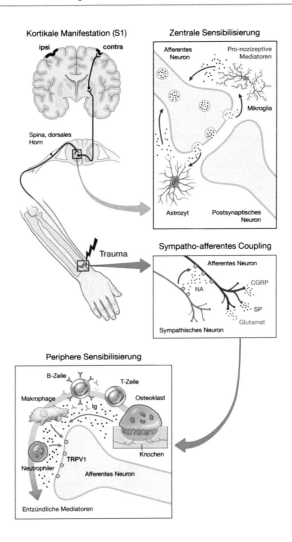

akuten CRPS verantwortlich ist, verursacht die zentrale Entzündung den Dau-
erschmerz beim chronischen CRPS. Die Entwicklung von Medikamenten zur
Beeinflussung der zentralen Entzündung send erst in der präklinischen Phase.
Ketamin und Chloroquin sind z. B. Substanzen, die auf viele ZNS-Zelltypen wie

◄**Abb. 3.1** Pathophysiologische Mechanismen des CRPS. Die Fraktur im Unterarm führt zum Prozess einer Frakturheilung mit Aktivierung von Osteoklasten und einer peripheren Sensibilisierung. Osteoklasten, Immunzellen, Makrophagen und Granulozyten in der Umgebung schütten entzündliche Mediatoren aus, die zu einer Sensibilisierung von pronozizeptiven Kanälen (TRPV1) auf den primären afferenten Neuronen führen. Zusätzlich irritieren aktive Osteoklasten durch den Abbau von Knochen und Produktion von Salzsäure benachbarte sensorische Nervenfasern und induzieren ein reaktives schmerzhaftes Knochenmarködem. B Zellen produzieren Immunglobuline und steuern einem Autoimmungeschehen beim CRPS bei. Hinzu kommt ein sympatho-afferentes Coupling: Noradrenalin (NA) von den benachbarten sympathischen Neuronen bindet sich an Rezeptoren afferenter Neurone und bewirken die Ausschüttung von Calcitonin Gene-Related Peptide (CGRP), Substanz P (SP) und Glutamat aus den primären afferenten Neuronen. Im dorsalen Horn der Spina werden lokale neuroimmunologische Zellen wie Astrozyten und Mikroglia durch pronozizeptive Mediatoren aus den primären afferenten Neuronen aktiviert und tragen selbst zu einer zentralen Sensibilisierung durch eigene pro-nozizeptive Mediatoren bei. Im weiteren Verlauf nehmen im somatosensorischen Kortex (S1) des Gehirns die kortikalen Anteile der jeweilig befallenen Extremität auf der kontralateralen Seite an Größe ab, die entsprechenden Anteile auf der ipsilateralen Seite dagegen zu. Modifiziert nach E. Haight et al. Complex Regional Pain Syndrome: An Introduction. 2021. In [6]

Mikroglia und Astrozyten wirken und bei der chronischen CRPS den Schmerz unterdrücken.

3.4   Kortikale Manifestation (S1)

Bei Patienten mit CRPS belegen funktionelle MRT-Studien (fMRT) kortikale Veränderungen im Gehirn im sensomotorischen Kortex (S1) des Gehirns, die physikalische Therapieinterventionen wie „graded motor imagery" und „Spiegeltherapie" zum Ziel haben. Sie zeigen auch Vergrößerungen des ipsilateralen sensomotorischen Kortex im Vergleich zum kontralateralen **Kortex** (Abb. 3.1).

3.5   Oxidativer Stress

Patienten mit CRP Typ1 haben Zeichen eines ischämischen Prozesses mit einer verminderten Hämoglobin-Oxygenierung und erhöhten Laktatwerten im Bereich der Verletzung.

3.6   Autoimmun-Mechanismen

In der Entstehung des CRPS werden auch Autoimmunmechanismen diskutiert. In präklinischen Studien wurde gezeigt, daß eine Depletion von CD20 + B-Zellen vor dem Trauma die Zeichen des CRPS abschwächen. Auch Antikörper gegen β adrenergische Rezeptoren wurden bei Patienten mit CRPS nachgewiesen. Trotz dieser vielversprechenden Daten haben intravenöse Gaben von Immunglobulinen gegenüber Plazebo keinen Effekt auf den Schmerz belegen können.

3.7   Psychologische und psychiatrische Einflüsse

Patienten mit CRPS zeigen häufiger psychiatrische Auffälligkeiten wie Depression und Angstzustände. Wahrscheinlich sind diese psychiatrischen Zustände auch bei der Entstehung eines CRPS mit verantwortlich, da sie die Ausschüttung von Katecholaminen im ZNS und die Aktivierung sympathischer Nerven im akuten Stadium begünstigen.

3.8   Risikofaktoren

Frakturen, Prellungen, chirurgische Eingriffe und Immobilisierung einer Extremität sind die wichtigsten Risikofaktoren, während ein spontanes Auftreten eines CRPS extrem selten beobachtet wird. Als weitere Risikofaktoren gelten:

- Zeitintervall zwischen dem Trauma und der Diagnosestellung/Therapiebeginn
- Strategie therapeutischer Maßnahmen
- Immobilisierung durch einen Gipsverband
- ACE-Hemmer, die die Konzentration von Substanz B (SB) und Bradykinin erhöhen.
- Migräne und Asthma bronchiale in der Anamnese
- Depression, Angstzustände und emotionale Instabilität
- Familiäre Einflüsse bei Kindern und Jugendlichen
- Potenzielle genetische Prädisposition
- Mögliche Zusammenhänge mit HPV-Impfung

Verlauf und Prognose

4

Übersicht

- Die ersten Symptome des CRPS sind 4–6 Wochen nach dem Trauma zu erwarten.
- Verlauf, Intensität und Prognose des CRPS sind nicht vorhersagbar.
- Ein KMÖ im frühen Stadium des CRPS ist die Regel. Damit erlaubt die Untersuchung des betroffenen Areals mittels MRT – zusammen mit den typischen Symptomen – eine frühe Diagnosesicherung.
- 3 klinische Stadien werden unterschieden: akutes, dystrophisches und atrophisches Stadium.
- Eine prognostische Bedeutung hat die Unterscheidung eines akut-warmen-peripheren Frühstadium (prognostisch günstig) und eines chronisch- kalten-zentralen Stadium (prognostisch ungünstig).
- Die Heilungsrate des CRPS beträgt heute 50 %, mit einer besseren Prognose im frühen Stadium.

4.1 Verlauf und Intensität des CRPS

Verlauf und Intensität der Krankheit CRPS sind individuell sehr unterschiedlich und nicht vorhersagbar. Die ersten Symptome treten 4–6 Wochen nach einem auslösenden Ereignis auf. In über 90 % der Fälle handelt es sich um eine Verletzung des Knochens, von einem Bagatelltrauma oder Prellung über Mikrofrakturen im Bereich der Spongiosa bis hin zu nachweisbaren Frakturen. Auslöser eines CRPS sind auch Operationen oder Arthroskopien mit Verletzungen des Knorpels

R. Bartl, *Morbus Sudeck (CRPS)*, essentials,
https://doi.org/10.1007/978-3-662-66013-3_4

und der Knochenstruktur. Betroffen sich vor allem die oberen Extremitäten. Die Schwere der Symptome ist sehr unterschiedlich. Patienten mit akuter Exazerbation eines CRPS klagen über brennende, dumpfe Schmerzen im betroffenen Areal ohne Bezug zum jeweiligen Dermatom, oft begleitet von Schwellung, Hautrötung und Temperaturerhöhung. Erst im chronischen Stadium kommen Haar- und Nagelveränderungen, Muskelschwäche und Muskelatrophie hinzu.

> Das CRPS erfordert vom Patienten, von dem Partner, den Freunden, der Familie, den Berufskollegen, den nahestehenden Personen und den Ärzten viel Geduld, Verständnis und Optimismus. Spätes Erkennen, verzögertes und falsches Behandeln sowie zunehmender Stress und Verzweiflung können die Krankheit chronifizieren, die Lebensqualität zerstören und das Leben unerträglich machen. „Man würde den Arm am liebsten abhacken."

Milde Fälle können nach Wochen wieder ausheilen, in anderen Fällen nimmt die Erkrankung an Intensität zu und schränkt die Lebensqualität des Patienten massiv ein. Die Intensität der Beschwerden kann auch einen Wechsel zwischen Remission und Exazerbation aufweisen. Der individuelle Verlauf und die mögliche Ausheilung eines CRPS wird entscheidend geprägt von folgenden Kriterien:

- Engmaschige **Kontrolle der Frakturheilung** nach Entfernung des Gipsverbandes, auch 3 und 12 Monate später, mit gezielter Abklärung auftretender Schmerzen. Der Beginn eines CRPS trat in der Regel erst 3 Monat nach Entfernung des Gipsverbandes auf
- Frühe klinische **Diagnosestellung** nach den Budapestern Kriterien
- Konsequente Durchführung einer MRT des betroffenen schmerzhaften Areals zum **Nachweis eines Knochenmarködems** (KMÖ). Ein KMÖ kann als potenziellen Trigger für die Entwicklung eines CRPS Typ 1 angesehen werden.
- Konsequente Therapie eines nachgewiesenen KMÖ mit einem intravenösen modernen **Bisphosphonat.**
- Mit Stellung der Arbeitsdiagnose „CRPS" zügige **interdisziplinäre Festlegung des individuellen Therapiekonzeptes** und Klärung der Option einer stationären Behandlung. Angesprochen sind Unfallchirurgen, Orthopäden, Neurologen, Osteologen, Radiologen, Schmerzmediziner und Psychologen.
- Beginn der Therapie mit konservativen Maßnahmen und **verhaltenstherapeutischen Elementen.**

Die Prävention eines CRPS beginnt mit einer engmaschigen Kontrolle der Schmerzsituation 4 Wochen nach dem Trauma-Ereignis und der konsequenten Behandlung eines KMÖ mit intravenösen Bisphosphonaten der 3. Generation (Ibandronat oder Zoledronat). Das CRPS beginnt in der Regel im frakturierten Knochen und getriggert durch die Aktivierung von Osteoklasten und deren Ausschüttung von entzündlichen Mediatoren.

4.2   Stadien und Heilungsrate des CRPS

CRPS wird immer noch klassisch in **3 klinische Stadien** eingeteilt:

- **Akutes Stadium:** dieses frühe Stadium ist geprägt Allodynie, Hyperalgesie, brennenden Schmerzen ohne Begrenzung auf ein Dermatom und erhöhte Hauttemperatur
- **Dystrophisches Stadium:** das mittlere Stadium (3–6 Monate nach Beginn) zeigt dystrophische Störungen mit zunehmenden Schmerzen und sensorischer Dysfunktion sowie motorische und trophische Veränderungen (Abb. 4.1)
- **Atrophisches Stadium:** das späte Stadium wird geprägt von nachlassendem Schmerz, niedrigeren Temperaturen, aber vermehrt atrophische Störungen der Haut und Rarefizierung des Knochens (Abb. 4.2a und b), erhöhtem Frakturrisiko in der befallenen Extremität und Zunahme motorischer und trophischer Veränderungen.

Das rasche diagnostische und therapeutische Vorgehen im akuten Stadium entscheidet über den Verlauf und den Heilungserfolg der Erkrankung. So beträgt heute die „Heilungsrate" des CRPS 75 % im ersten Jahr nach Beginn und nur noch 30 % nach einem Verlauf von 6 Jahren!

Das „**akute-warme-periphere**" CRPS-Stadium ist mit einer kürzeren Krankheitsdauer (<1 Jahr) assoziiert als das „**chronische-kalte-zentrale**".

Abb. 4.1 CRPS Typ 1 mit
ausgeprägter Schwellung
und multiplen
Hautverletzungen, bei
Juckreiz Stadium 2

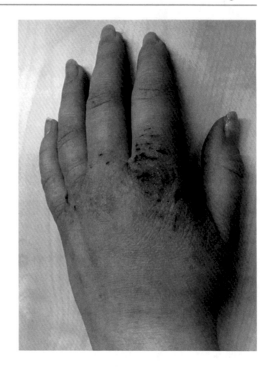

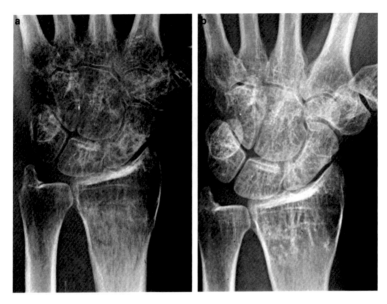

Abb. 4.2a und b   (a) CRPS Typ 1 mit massiver Dekalzifizierung des Handgelenkes nach distaler Radiusfraktur, Stadium 3. (b) Kontroll-Röntgenbild nach intravenöser BP-Therapie mit deutlicher Rekalzifizierung und Normalisierung des Handskelettes

Diagnose und Differentialdiagnose

5

Übersicht

- CRPS ist eine klinische Diagnose mit Symptomen nach den Budapester Kriterien, erarbeitet im Jahre 2003.
- Neben den Symptomen ist der Nachweis eines KMÖ in der MRT von entscheidender Bedeutung für die Diagnosestellung eines CRPS vom Typ 1.
- Die frühe Diagnosestellung ist entscheidend für den Therapieerfolg und die Heilungsquote.
- Röntgenaufnahmen und CT sind wertvoll für den Nachweis einer Fraktur und im Spätstadium für die Beurteilung des Knochenschwundes.
- Bei negativen Kriterien, aber sonst eindeutiger Diagnose spricht man von CRPS Typ NOS.
- Die Differentialdiagnose umfasst neurologische, vaskuläre, entzündliche, myofasziale und psychiatrische Erkrankungen.

5.1 Diagnosestellung

Es gibt keine Untersuchungsmethode und keinen Laborwert allein, um die Diagnose „CRPS" sicher zu stellen. Die Diagnosestellung erfolgt klinisch über die Anamnese sowie über eine klinisch-orthopädische und neurologische Untersuchung mit bestimmten Symptomen/Befunden, unter Ausschluß anderer Erkrankungen. 2003 wurde von Fachleuten in Budapest ein Katalog von Symptomen

Abb. 5.1 Livide
Verfärbung der betroffenen
Hand bei CRPS

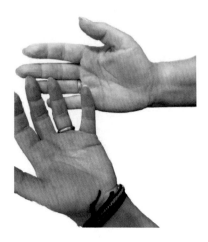

zur einheitliche Diagnosestellung entwickelt und vorgestellt, die „**Budapester Kriterien**" bestehend aus 4 Kriterien:

1. **Anhaltender Schmerz,** der durch das Anfangstrauma nicht mehr erklärbar ist.
2. In der **Anamnese** mindestens ein Symptom aus 3 der 4 Kategorien:
   a) Hyperalgesie (Überempfindlichkeit für Schmerzreize) und Hyperästhesie (Überempfindlichkeit für Berührung, Allodynie)
   b) Asymmetrie der Hauttemperatur, Veränderung der Hautfarbe (Abb. 5.1)
   c) Asymmetrie beim Schwitzen (Abb. 5.2), Schwellung (Weichteilödem) (Abb. 5.3)
   d) Reduzierte Beweglichkeit, Dystonie, Tremor, Muskelschwäche, Veränderungen von Haar- oder Nagelwachstum (Abb. 5.4)
3. Zum **Zeitpunkt der Untersuchung** mindestens ein Symptom aus 2 der 4 folgenden Kategorien:
   a) Hyperalgesie auf spitze Reize (z. B. Nadelstiche), Allodynie, Schmerz bei Druck auf Gelenke/Knochen/Muskeln
   b) Asymmetrie der Hauttemperatur, Veränderung der Hautfarbe
   c) Asymmetrie im Schwitzen, Ödem
   d) Reduzierte Beweglichkeit, Dystonie, Tremor, Muskelschwäche, Veränderungen von Haar- und Nagelwachstum
4. Es gibt **keine andere Diagnose,** die diese Schmerzen erklären könnte.

Abb. 5.2 Hyperhidrosis
der betroffenen Hand bei
CRPS

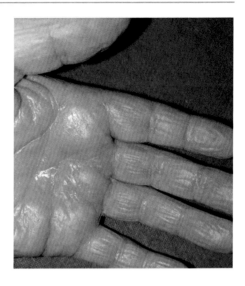

Abb. 5.3 Schwellung und
Verfärbung der betroffenen
rechten Hand bei CRPS

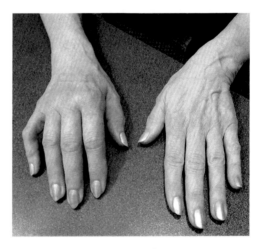

Bei negativen Punkten, aber sonst eindeutiger Diagnose sollte die Diagnose eines
CRPS nicht ausgeschlossen werden. Diese Situation wird dann als CRPS Typ
NOS bezeichnet.

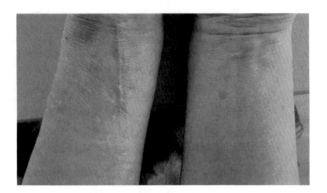

Abb. 5.4 Verstärktes Haarwachstum im Bereich des linken Unterarms bei CRPS

Der Goldstandard für die Diagnosestellung eines CRPS sind die Symptome in der Anamnese und bei der aktuellen Untersuchung („Budapester Kriterien"). Laborwerte tragen zur Diagnose keine Informationen bei.

5.2 Bildgebende Verfahren und andere apparative Verfahren

Sie sind vor allem in der akuten Phase und zur Unterscheidung der einzelnen 3 Stadien hilfreich:

Thermographie mit Infrarot-Thermometer: maximale Hauttemperaturen von 2,2 Grad Celsius (entweder erhöht oder später erniedrigt) zwischen der betroffenen und nicht betroffenen Extremität sind hoch sensitiv für die Diagnose eines CRPS.

Drei-Phasen-Sequenz- Szintigraphie (TPBS): Sie ist vor allem in der Akutphase bedeutsam und liefert Informationen über den Perfusionsstatus, Weichteilödem und Entzündung (Osteomyelitis vs. avaskuläre Nekrose vs. CRPS). Sie unterscheidet auch zwischen der „warmen" und „kalten" Phase im Verlauf des CRPS.

Magnetresonanztomographie (MRT) und Perfusions-MRT: Bei Auftreten unklarer und anhaltender brennender Schmerzen 4–8 Wochen nach dem Trauma (Wochen nach Abnahme des Gipsverbandes) ist die Durchführung einer MRT für den Autor obligat. Damit kann das Vorliegen eines Knochenmarködems (KMÖ)

als Ursache der Beschwerden diagnostiziert und eine unmittelbar anschließende intravenöse Bisphosphonattherapie eingeleitet werden.

Es gibt gute Argumente, die MRT routinemäßig bei der Abklärung eines CRPS einzusetzen!

Eine rasche Schmerzlinderung bereits nach der 1. oder 2. Infusion trat bei 80 % der Patienten, eine komplette Remission mit völligem Schwund des KMÖ war in 75 % aller Patienten nach Abschluß des vom Autor verwendeten Protokolls (3 mal 6 mg Ibandronat intravenös in Abständen von 3 Wochen) zu verzeichnen. Zumindest bei der CRPS Typ 1 ist das KMÖ als „Vorstufe" oder „Frühform" eines CRPS, ein Prä-CRPS zu interpretieren und erfolgreich zu therapieren.

Röntgenaufnahmen und/oder Computertomographie: Sie dienen der Beurteilung der Frakturheilung und des Ausmaßes der Knochenatrophie im späten, kalten Stadium des CRPS.

Elektromyographie (EMG) und muskuloskelettaler Ultraschall: Sie dienen zur Beurteilung des Myoklonus und der Muskelatrophie (Abnahme der Muskelfasern innerhalb der fibrösen Septen) des Patienten.

Hautbiopsie: In Studien konnten bei CRPS Typ 1 Veränderungen der Hautinnervation in 20 % der Patienten gefunden werden, eine Korrelation zu den Schmerzcharakteristika war aber nicht möglich.

Die Diagnose eines CRPS beruht auf einer gründlichen Anamnese, körperlichen Untersuchung, einigen diagnostischen Maßnahmen wie z. B. die MRT und einer klinischen Einordnung der Befunde durch ein multidisziplinäres Panel von erfahrenen Ärzten. Die frühe Diagnosestellung ist entscheidend für die Prognose, den weiteren Verlauf und die Wahl der therapeutischen Maßnahmen.

5.3 Differentialdiagnose

Zur Diagnosestellung eines CRPS werden heute noch 6 Monate benötigt, um dieses komplexe Syndrom von einer Reihe anderer neurologischer, osteologischer, entzündlicher, vaskulärer, infektiöser, traumatologischer und psychologischen Erkrankungen zu unterscheiden.

Bei den **neurologischen Erkrankungen** müssen andere neuropathische Schmerzsyndrome ausgeschlossen werden:

Nervenkompressionssyndrom

Karpaltunnelsyndrom

Distale symmetrische Polyneuropathien

Diabetische Polyneuropathie

HIV Polyneuropathie

Postherpetische Neuralgie

Zentraler Schmerz nach Schlaganfall

Bei den **vaskulären Erkrankungen** kommen differentialdiagnostisch infrage:

Periphere arterielle Erkrankung und ischämische Claudicatio

Lymphödem

Tiefe Venenthrombose und Thrombophlebitis

Erythromelalgie

Auch eine Reihe **entzündlicher Erkrankungen** zeigen Ähnlichkeiten in der Symptomatik:

Rheumatoide Arthritis

Infektionen und Cellulitis

Chronisch-entzündliche demyelinierende Polyneuropathie

Gicht

Myofasziale Schmerzsyndrome sind zu erwähnen:

Tendinopathien

Fibromyalgie

Auch **psychologische und psychiatrische Syndrome** sind zu berücksichtigen:

Somatoforme Syndrome

Münchhausen Syndrom.

Die Zeit vom initialen Traum bis zum Auftreten eines CRPS beträgt durchschnittlich 4–6 Monate, für die Diagnosestellung eines CRPS werden heute noch 6 Monate benötigt. Eine frühe und verlässliche Diagnose ist aber entscheidend für Prognose und Heilungschance! Bisher liegt die Ausheilung der Erkrankung bei 50 % der Patienten.

Therapeutische Strategien und Optionen

6

Übersicht

- Therapieziel ist eine Verbesserung der Schmerzsituation sowie Wiederherstellung von Beweglichkeit und Funktion.
- Voraussetzung für den Therapieerfolg sind eine multidisziplinäre Zusammenarbeit, ein früher Therapiebeginn möglichst im Rahmen einer stationären Aufnahme und ein klares Therapiekonzept.
- Die Therapie beginnt in der Regel mit einer konservativen Therapie mit verhaltens-, ergo/physio- und psychotherapeutischen Elementen.
- Invasive Methoden wie z. B. die Stellatumblockade spielen nur noch eine untergeordnete Rolle in der Therapie des CRPS.

6.1 Therapiestrategie

Wie bei der Diagnostik steht der behandelnde Arzt auch bei der Therapie des CRPS vor großen Herausforderungen. Ein frisch diagnostiziertes CRPS stellt einen **schmerzmedizinischen Notfall** dar, mit einem typischen Auftreten von 4–6 Wochen nach dem auslösenden Trauma. Viele empfohlene Maßnahmen stützen sich nur auf widersprüchliche und limitierte Studiendaten, sodaß man immer noch auf Erfahrungswerte von Experten angewiesen ist. Umso wichtiger ist die **interdisziplinäre Zusammenarbeit** erfahrender Orthopäden, Unfallchirurgen, Handchirurgen, Neurologen, Hausärzte, Psychologen sowie Schmerz- und Physiotherapeuten, um rasch eine effektive Therapiestrategie für den individuellen Patienten anbieten zu können. Ein **hohes Therapietempo** ist geboten, da die

R. Bartl, *Morbus Sudeck (CRPS)*, essentials,
https://doi.org/10.1007/978-3-662-66013-3_6

größten Therapiefortschritte zu Beginn der Erkrankung in den ersten 3–6 Monaten zu erwarten sind. Die chronische, „kalte" Phase mit zentraler und kortikaler Manifestation ist dagegen eine therapieresistente, prognostisch ungünstige Situation. Die Frage einer **stationären oder ambulanten Behandlung** ist ebenfalls zu Beginn der Erkrankung mit dem Patienten, den Eltern bei Kindern und im Expertenkreis zu klären. **Ziel der therapeutischen Bemühungen** sind:

- Rasche Kontrolle und Verbesserung der Schmerzsituation
- Entzug der Wärme aus dem entzündeten Areal
- Rückbildung der Schwellung und trophischer Störungen
- Verbesserung von Beweglichkeit und Funktion
- Und letztendlich eine vollständige Ausheilung der Erkrankung (derzeit durchschnittlich in 50 %, zu Beginn der Erkrankung in 75 % der Patienten erreichbar)

Das folgende Therapiekonzept stützt sich vor allem auf die S1-Leitlinie der Deutschen Gesellschaft für Neurologie von 2018 [4] und den Leitlinien zur medikamentösen Behandlung neuropathischer Schmerzen.

6.2 Therapiekonzept

Der **Therapiepfad** stellt eine Orientierung für die erste Stufe von etwa 3 Monaten dar:

- Unklare Schmerzen 2–6 Wochen nach einem Trauma im Bereich der Extremitäten
- Differentialdiagnostische Abklärung anderer Erkrankung mit ähnlicher Symptomatik
- Diagnosestellung eines CRP nach den Budapester Kriterien
- Aufstellung eines multidisziplinäres Therapiekonzeptes
- Klärung einer stationären oder ambulanten Therapiestrategie in Abstimmung mit dem Patienten
- Konservative Therapie mit verhaltens-, ergo/physio- und psychotherapeutischen Elementen
- Lokale Therapie der befallenen Extremität
- Medikamentöse Therapie
- Invasive Maßnahmen

> Zuerst konservative Therapie, dann Medikamente und möglichst keine invasiven Eingriffe!

6.3 Physio-, Ergo- und Verhaltenstherapie

Patienten mit CRPS neigen dazu, die betroffene Extremität zu schonen. Dies führt zu einen „Teufelskreis" von Immobilität, Muskel- und Knochenatrophie und Beeinträchtigung der benachbarten Gelenke. Empfohlen wird daher, frühzeitig mit einer passiven und aktiven Bewegungstherapie zu beginnen, zusammen mit einer begleitenden Schmerz- und Verhaltenstherapie. Gute Ergebnisse lassen sich auch über „Graded Motor Imagery" und „Spiegeltherapie" in Schmerzzentren erzielen. Eine gleichzeitige psychologische Betreuung baut depressive und ängstliche Begleitzustände ab, die den Heilungsprozess negativ beeinflussen würden. Die besten Ergebnisse erzielt man im Rahmen einer stationären Aufnahme in speziellen Schmerzzentren.

6.4 Topische Therapie

Cremes mit Dimethylsulfoxid (DMSO) oder Lidocain werden häufig zur lokalen Anwendung verschrieben, zeigen jedoch in den wenigen Studien keinen überzeugenden Effekt.

Physikalische Reize dürfen aufgrund der Heftigkeit der Leitsymptome Schmerz und Entzündung nur milde sein, um vom Patienten toleriert zu werden. Ziel der Behandlung muß sein, dem entzündeten Areal Wärme auf schonende Weise zu entziehen. Geeignet sind kühle Umschläge, Quarkpackungen, Teilbäder und Hochlagerung (=kapillardruckentlastend) zur Schmerz- und Schwellungsminderung. Eine vorsichtige manuelle Lymphdrainage schließt auch die proximal gelegenen Lymphknotenstationen mit ein. Werden diese Maßnahmen im betroffenen Areal nicht toleriert, so läßt sich auch über eine Anwendung an der kontralateralen Seite eine Wirkung erzielen.

6.5   Medikamentöse Therapie

6.5.1   Antiphlogistika und Steroide

In der Akutphase steht eine antientzündliche Therapie im Vordergrund. Es bieten sich Paracetamol, Ibuprofen und Diclofenac in Tablettenform und Calcitonin als Nasenspray an. Eine frühe Behandlung mit niedrigdosiertem Prednisolon für maximal 2 Monate erwies sich in Studien bei ausgeprägter Entzündung als sicher und effektiv.

6.5.2   Antineuropathika

Für Gabapentin, Amitriptylin und Carbamazepin wurde ein leichter schmerzlindernder Effekt bei CRPS gefunden. Als Erstlinientherapie gelten trizyklische Antidepressiva, SRNI und Antiepileptika, insbesondere bei zusätzlich vorhandenen Schlafstörungen. Der Einsatz von Ketamin-Infusionen wird in erfahrenen Zentren als Analgetikum empfohlen. Die Therapie erfolgt über 4–10 Tage. Es blockiert NMDA-Rezeptoren im peripheren und vor allem im zentralen Nervensystem, mit einer hochsignifikanten Schmerzreduktion in den späteren Stadien.

6.5.3   Opioide

Opioide werden aufgrund der hohen Inzidenz von unerwünschten Nebenwirkungen als „Drittmittelbehandlung" eingestuft. Tramadol als einziges Opioid wird vor allem wegen der zusätzlichen Wiederaufnahmehemmung von Noradrenalin und Adrenalin zur Schmerzhemmung auf Rückenmarksebene verwendet. Morphinhaltige sollten zurückhaltend und nur bei klaren Therapiezielen und unter regelmäßiger Kontrolle eingesetzt werden.

6.5.4   Bisphosphonate

Diese antiresorptiven Substanzen werden vor allem bei Osteoporose und Knochenmetastasen zur Hemmung der Osteoklasten eingesetzt. Ihre Wirkungen wird in Abb. 6.1a und b exemplarisch dargestellt und im Kap. 7 detailliert besprochen.

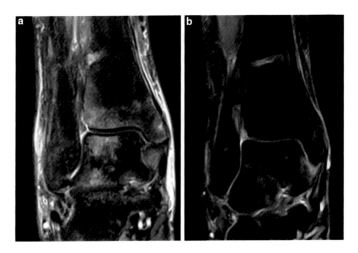

Abb. 6.1a und b   (**a**) CRPS Typ I des Sprunggelenkes und des Fußes mit ausgedehntem KMÖ in multiplen Knochen nach Supinationstrauma mit Syndesmosenruptur. 3 Wochen später Schwellung, Schmerzen und Temperaturerhöhung um 2 Grad Celsius im betroffenen Bein. (**b**) Nahezu komplette Regression des KMÖ in allen betroffenen Knochen nach 3 Infusionen mit Ibandronat innerhalb von 6 Wochen

6.5.5   Vitamin D

Patienten mit CRPS leiden oft an Vitamin D-Mangel. Empfehlenswert ist z. B. Dekristol 20.000 1 Kps pro Woche.

6.6   Invasive Methoden

Diese Verfahren sind nur in Einzelfällen bei bedrohlichen Komplikationen den hierin ausgebildeten und erfahrenen Ärzten vorbehalten. Am bekanntesten ist die **sympathische Grenzstrangblockade** (Ganglion stellatum bei oberer Extremität, lumbaler Grenzstrang bei der unteren Extremität) mit Lokalanästhetika. In einer aktuellen Metaanalyse der Cochrane Library zur Wirksamkeit von Sympathikusblockaden und zu Sympathektomien bei neuropathischen Schmerzen und CRPS konnte jedoch keine Empfehlung ausgesprochen werden. Elektro- und Magnetstimulationen im Bereich des ZNS sowie intrathekale Applikation von Wirkstoffen Plasmapherese sind weitere invasive Maßnahmen ohne gesicherte Daten und ohne positive kontrollierte Studien.

6.7   Nicht empfohlene Behandlungen

Dazu zählen intravenöse Immunglobuline zur Beeinflussung von autoimmunen Prozessen, Regionalanästhesie via Katheterverfahren sowie Vitamin C in hoher Dosierung („Man kann Vitamin C geben, muß es aber nicht.").

Bisphosphonate in Prävention und Therapie des CRPS

7

Übersicht

- Dem CRPS Typ 1 liegt in der Regel eine Verletzung des Knochengewebes (Fraktur) mit nachfolgender Frakturheilung und begleitender überschießender nervaler Reaktion.
- Folge des Heilungsprozesses ist eine begleitende Entzündungsreaktion mit Bildung eines KMÖ.
- Hochaktivierte Osteoklasten triggern die Entzündung und im späten Stadium die Knochenatrophie.
- Antiresorptive Substanzen (Bisphosphonate und Denosumab) hemmen zuverlässig den Entzündungsprozess (KMÖ) und damit die Entstehung eines CRPS.
- Der Einsatz intravenöser Bisphosphonate ist nur kurzfristig (3–5 Monate) und ohne schwerwiegende Nebenwirkungen (Erfahrungen des Autors bei > 1000 Patienten).
- Die zusätzliche Gabe von Vitamin D in einer Dosierung von 2000–3000 IE tgl. ist zu empfehlen.

7.1 Frakturheilung, Knochenmarködem und CRPS

Ausgangspunkt in der Entstehung eines CRPS Typ 1 ist in der Regel ein Trauma (Prellung, Bagatelltrauma, Spongiosaverletzung, Mikrofraktur, Haarriß, Fraktur, operativer Eingriff, Knorpelverletzung) im Bereich der Extremitäten.

R. Bartl, *Morbus Sudeck (CRPS)*, essentials,
https://doi.org/10.1007/978-3-662-66013-3_7

Dies entspricht einer mehr oder weniger ausgeprägten Verletzung des betroffenen Knochens und führt unmittelbar zum kaskadenhaft ablaufenden Prozess der **Frakturheilung.** In der initialen Entzündungsphase wandern Granulozyten, Makrophagen, Lymphozyten und Vorstufen der Osteoklasten über das umliegende Knochenmark ein und bereiten den Boden für die folgende Reparationsphase. Beim Abbau des frakturierten Knochens und der Modellierung des neuen Knochens spielen die **Osteoklasten** die entscheidende Rolle. Als hämatopoietische Zelle aus der Reihe der Monozyten/Makrophagen haben sie neben der Aufgabe des Knochenabbaus auch über Zyokine eine steuernde Wirkung auf den entzündlichen Prozess und das beteiligte Immunsystem (B- und T-Lymphozyten). Bei einer Überreaktion der Osteoklasten kommt es zu einer entzündlichen Begleitreaktion der traumatischen Läsion mit Bildung eines schmerzhaften Ödems im Knochen (Abb. 7.1). Diese akute Entzündungsreaktion im Knochen lässt sich in der MRT und in der Knochenbiopsie (Abb. 7.2) als **Knochenmarködem (KMÖ)** nachweisen, klinisch charakterisiert als dumpfer Dauerschmerz, verstärkt bei Belastung. Mit Fortschreiten der Frakturheilung kann sich das Ödem nach einigen Wochen spontan zurückbilden. Es kann aber auch chronifizieren und in ein CRPS Typ 1 mit ödematösem Befall auch der umgebenden Weichteil und der Haut übergehen.

> Das KMÖ nach Knochen- oder Gelenkverletzungen kann als potenzielle Vorstufe eines CRPS Typ 1 interpretiert werden. Dabei spielt der Osteoklast eine Sonderrolle in der Entstehung des CRPS. Zusammen mit Immunzellen, Makrophagen und Granulozyten werden Zytokine freigesetzt, die das entzündliche Bild des CRPS verursachen. Im späten Stadium sind die aktiven Osteoklasten für die Knochenatrophie verantwortlich.

Auf die Klinik übertragen ist es daher sinnvoll, bei jedem Patienten mit unklaren Schmerzen nach Abnahme des Gipsverbandes oder 4 Wochen nach initialem Traum eine **MRT** mit der Frage eines KMÖ durchführen zu lassen. Infusionen mit BP der 3. Generation führen im akuten Stadium des CRPS zu einer Ausheilung der entzündlichen, ödematösen Reaktion und in der atrophischen Spätphase zu einer Prävention und Behandlung der frakturgefährdeten Knochenatrophie (Abb. 7.3).

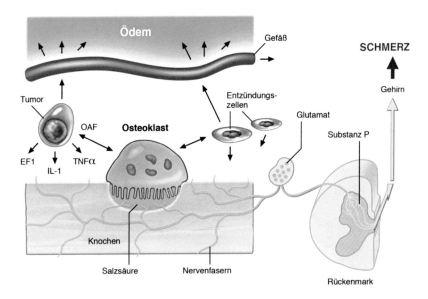

Abb. 7.1 Pathophysiologie des Knochenmarködem-Syndroms. Der Osteoklast im Mittelpunkt der Entstehung des Knochenmarködems

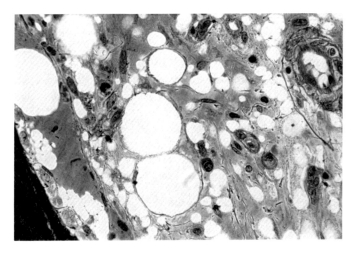

Abb. 7.2 Massives KMÖ im Bereich des betroffenen Areals bei CRPS. Knochenbiopsie, Gomori Färbung

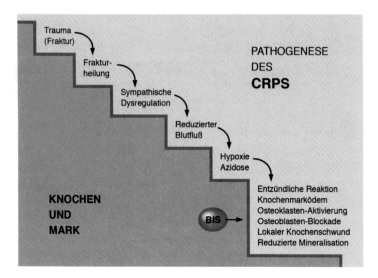

Abb. 7.3 Entstehungskaskade des CRPS und Behandlung mit einem modernen intravenösen BP (BIS)

7.2   Bisphosphonate bei CRPS

Ist ein schmerzhaftes KMÖ nachgewiesen, so kann dies heute in 80 % der Fälle mit **Bisphosphonaten (BP)** erfolgreich behandelt und damit der potenzielle Übergang in eine CRPS unterbunden werden. Welche Formen des KMÖ besonders zu einer Entwicklung zum CRPS neigen, ist noch unbekannt und hängt von vielen anderen individuellen Faktoren des Patienten ab. In unserem Zentrum haben wir bisher mehr als 1000 Patienten mit KMÖ erfolgreich mit intravenösen Bisphosphonaten der 3. Generation behandelt. Eine orale Applikation eignet sich nicht für die Behandlung des KMÖ, da die Resorption miserabel ist (<1 % Resorption) und dadurch keine ausreichende Konzentration im ödematösen Knochen erreicht werden kann. Wir verwenden folgendes **Protokoll:**

Übersicht

Ibandronat 6 mg i. v. 3 mal in Abständen von 3–4 Wochen.
Zoledronat 4 mg i. v. 3 mal in Abständen von 3–4 Wochen.

Vor der Infusion muß eine Niereninsuffizienz ausgeschlossen sein. Ausreichende Flüssigkeitszufuhr vor und nach der Infusion ist zu empfehlen. Als Nebenwirkung sind gelegentlich bei der ersten Infusion grippeartige Symptome zu erwähnen. Schwere Nebenwirkungen wie Kiefernekrosen oder atypische Femurfrakturen sind nie aufgetreten. Nach 3 Monaten erfolgt eine MRT-Kontrolle, evtl. eine nochmalige Infusion. Wir bevorzugen **Ibandronat,** da dieses BP vor allem im sauren Bereich der Entzündungsreaktion selektiv wirksam wird (Protonierung des Ibandronat bei einem pH-Wert von 3,7, Zoledronat dagegen bereits bei einem neutralen pH-Wert von 7,0). Alternativ zu den BP kommt auch der antiresorptiv wirkende Antikörper Denosumab in der Behandlung des KMÖ zum Einsatz.

Da Patienten mit KMÖ häufig auch ein Defizit an **Vitamin D** aufweisen, erfolgt eine generelle Substitution mit Vitamin D 1000–2000 IE Vitamin D tgl.

7.3 Wirkungen der BP bei CRPS

Mit dem konsequenten Einsatz der intravenösen BP erreichen wir folgende positive **Wirkungen** bei einem CRPS:

- Rasche Ausheilung eines KMÖ in einer traumatisierten Extremität und damit präventive Vermeidung eines potenziell möglichen CRPS
- Reduktion des entzündlichen Schmerzgeschehens und des KMÖ in der frühen Phase eines diagnostizierten CRPS
- Vermeidung der lokalen Knochenatrophie in der späten Phase des CRPS durch Hemmung der aktivierten Osteoklasten
- Vermeidung einer generalisierten Osteoporose bei begleitender Immobilität und möglicher Prednisolongabe.

Unter Berücksichtigung der vielfältigen positiven Wirkungen und der äußerst geringen Nebenwirkungen der BP bekommen diese Substanzen eine zunehmend wichtige Stellung bei Patienten mit CRPS.

Ist bei einem Patienten ein CRPS diagnostiziert, ist eine MRT indiziert, mit Gabe eines intravenösen BP bei Nachweis eines KMÖ! Diese Empfehlung gilt auch für Kinder und Jugendliche.

Sonderformen des CRPS

8

Übersicht

- Auch Kinder und Jugendliche können ein CRPS entwickeln, mit einer besseren Heilungsquote als bei Erwachsenen.
- Im Vordergrund steht eine stationäre Aufnahme in einem dafür spezialisierten Schmerzzentrum mit frühem Beginn einer konservativen Therapie
- Intensive Physio- und Ergo-Therapie und psychologische Betreuung evtl. mit einem Elternteil ist häufig allein schon erfolgreich.
- Schwangere können im letzten Trimester ein CRPS mit KMÖ der Hüfte entwickeln, früher vor Einführung der MRT als „transiente Osteoporose" bezeichnet.
- Ein CRPS in der Schwangerschaft heilt nach Schwangerschaft und Stillzeit rasch unter einem BP oder unter Denosumab ab. Auch die Vitamin D-Gabe ist sinnvoll.
- CRPS bei geriatrischen Patienten tritt häufig nach Stürzen auf, eine medikamentöse Therapie bedarf einer gründlichen Medikamentenanamnese und einer Dosisanpassung bei Niereninsuffizienz.

© Der/die Autor(en), exklusiv lizenziert an Springer-Verlag GmbH, DE, ein Teil 39
von Springer Nature 2022
R. Bartl, *Morbus Sudeck (CRPS)*, essentials,
https://doi.org/10.1007/978-3-662-66013-3_8

8.1   CRPS bei Kindern und Jugendlichen

Ein Grundsatz in der Pädiatrie lautet: „Kinder sind keine kleinen Erwachsenen".
Bewährte diagnostische und therapeutische Konzepte der Erwachsenen – allen-
falls mit Anpassung der Dosierungen von Medikamenten können nicht einfach
den Kindern und Jugendlichen „übergestülpt" werden. Wie bei Erwachsenen ist
auch bei Kindern und Jugendlichen das CRPS durch einen massiven, zermürbenden lokalen Schmerz mit erheblicher Funktionseinschränkung charakterisiert,
verbunden mit emotionalen und sozialen Beeinträchtigungen und eingeschränk-
ter Lebensqualität. Als Auslöser gelten Traumata aller Art, deren Schweregrad
aber nicht mit der nachfolgenden Symptomatik des CRPS korreliert. Genetische
und psychische (Angst, Depression, emotionale Instabilität, Stress in der Fami-
lie und/oder in der Schule) Faktoren spielen gerade bei Kindern eine größere
Rolle als bei Erwachsenen. Im Kindes- und Jugendalter ist ein CRPS zwar ein
seltenes (etwa 3/100.000 Patientenjahre), aber ein zunehmend wahrgenommenes
und diagnostiziertes Krankheitsbild, wenn auch mit einer großen individuellen
Variabilität des klinischen Bildes. Dieses breite Spektrum der Symptomatik bei
Kindern und Jugendlichen ist wahrscheinlich der Grund, daß das Krankheitsbild immer noch spät, häufig zu spät oder gar nicht diagnostiziert wird. Studien
haben gezeigt, daß pädiatrische Patienten mit einem klinischen CRPS nur in
64 % der Fälle nach den Budapester Kriterien positiv waren. Gerade der frühzei-
tige Therapiebeginn noch vor dem Nachweis aller Budapester Kriterien hat die
Prognose und Heilungschance bei Kindern und Jugendlichen entscheidend ver-
bessert. Der höhere Behandlungserfolg bei Kindern gegenüber Erwachsenen ist
schwer erklärbar und mag viele unterschiedliche Ursachen haben (endokrine und
entwicklungsbedingte Faktoren, hohe Plastizität des Gehirns, höhere Bereitschaft
für die Umsetzung konservativer physikalischer und psychologischer Therapien).

> Bei Kindern und Jugendlichen mit CRPS ist eine frühe stationäre Behand-
> lung, möglichst mit einem Elternteil, sinnvoll und erfolgreich.

Der frühe Nachweis eines KMÖ in der MRT ist ebenfalls eine wertvolle Infor-
mation und ein Argument, mit einer **intravenösen BP-Therapie** und/oder der
konservativen Therapie eines CRPS zu starten. BP bei Kindern und Jugendlichen haben zwar keine Zulassung, aber in speziellen osteologischen und
Schmerz-Zentren durchaus vertretbar und gängige Praxis. Schwere Komplikationen unter BP wie die Kiefernekrose bei Erwachsenen wurden bisher bei Kindern

weltweit nie berichtet. Antineuropathika, Steroide, Opioide und vor allem invasive Methoden sind bei Kindern nur sehr selten in Erwägung zu ziehen.

Fallberichte: 7-jähriges Mädchen mit schmerzhafter Prellung des rechten Außenknöchels beim Schulsport. Im Röntgenbild kein Nachweis einer Fraktur. Nach 4 Wochen Beschwerdefreiheit rasche Entwicklung eines Schmerzsyndroms im Bereich des gesamten rechten Fußes mit Schwellung, Temperaturerhöhung, Rötung, Berührungsschmerzen und striktem Vermeiden des Auftretens. In der MRT fällt ein deutliches KMÖ in der distalen Fibula (Ort der Verletzung) sowie ein diffuses, kleinfleckiges, gelenknahes KMÖ im gesamten rechten Fuß auf (Abb. 8.1a–c). Der Kinderorthopäde stellte die Verdachtsdiagnose eines CRPS Typ 1, obwohl nicht alle Budapester Kriterien erfüllt waren. Auf seine Empfehlung hin willigten die Eltern auf eine stationäre Behandlung des Kindes mit einem Elternteil in einem Schmerzzentrum für Kinder und Jugendliche ein. Die frühe und intensive stationäre physio- und psychotherapeutische Betreuung durch erfahrene Ärzte führte nach 4 Wochen zur Abschwellung und Schmerzfreiheit des Fußes und zu einem vollständigen Schwund des KMÖ in der Kontroll-MRT. Zum Einsatz kamen weder Medikamente noch invasive Methoden. Eine intravenöse BP-Therapie wurde anfangs interdisziplinar diskutiert und in Betracht gezogen, aber erst die Ergebnisse der konservativen Therapie und das Kontroll-MRT-Ergebnis abgewartet. Die Muskelatrophie im Bereich des rechten Beines war kurzfristig mit sportlichen Maßnahmen behebbar, ein Rezidiv des CRPS trat in den folgenden Jahren nicht auf.

Abb. 8.2a und b und Abb. 8.3a und b zeigen 2 Jugendliche mit CRPS 1 nach „Bagatelltraumen" und erfolgreicher Therapie mit intravenösem Ibandronat.

8.2 CRPS bei Schwangeren

Die Häufigkeit des CRPS in der Schwangerschaft ist unklar, bei einem Durchschnittsalter der Schwangeren von 36 Jahren und einem durchschnittlichen Auftreten in der 28. Woche der Schwangerschaft (3. Trimester). Die Erkrankung tritt vor allem in der 1. Schwangerschaft auf, kann auch in folgenden Schwangerschaften wieder auftreten. Betroffen ist vor allem die Hüfte mit 54 %, gefolgt von Knie (21 %), Sprunggelenk (21 %) und untere Extremität (8 %). Betroffen ist vor allem die linke Hüfte, möglicherweise bedingt durch die Lage des Kopfes des Foeten auf dieser Seite, aber auch beide Hüften können betroffen sein. Als Ursachen für das Auftreten eines CRPS in der Schwangerschaft werden aufgeführt:

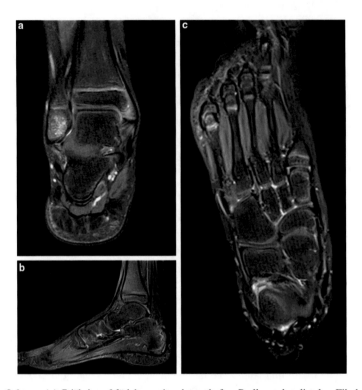

Abb. 8.1a–c (**a**) 7-jähriges Mädchen mit schmerzhafter Prellung der distalen Fibula und Entwicklung eines Knochenmarködems, MRT (**b** und **c**) 4 Wochen nach Beschwerdefreiheit Entwicklung eines Schmerzsyndroms im Bereich des rechten Fußes mit Schwellung, Temperaturerhöhung, Rötung, Berührungsschmerzen und striktem Vermeiden des Auftretens (frühe Form eines CRPS I). In der MRT fällt ein diffuses, kleinfleckiges, gelenknahes Knochenmarködem im gesamten rechten Fuß auf. Eine frühe und intensive stationäre physio- und psychotherapeutische Betreuung führte nach 4 Wochen zu Schmerzfreiheit und zu einem vollständigen Schwund des KMÖ in der MRT

- Druck des Foeten auf die Nerven im Becken
- Obstruktion des venösen Rückstroms in der Vena cava inferior mit Mikrothrombosen und Phlebitis sowie Irritation des autonomen Nervensystems
- Gewichtszunahme und verstärkte Lordose
- Hypertriglyzeridämie und Östrogen/Progesteron-Schwankungen
- Depression und Angstzustände

Abb. 8.2a und b
(**a**) Massives KMÖ im
Talus, Tibia und der
Fusswurzel bei einem
17-jährigen Patienten nach
Prellung des Sprunggelenks
beim Fußballspielen.
Persistierende Schmerzen
und Immobilität über 6
Monate. (**b**) Nach der 4.
Infusion mit Ibandronat 6
mg vollständiger Schwund
des KMÖ in allen Knochen
und wiederhergestellte
schmerzfreie Funktion bei
Vollbelastung

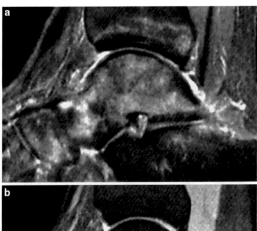

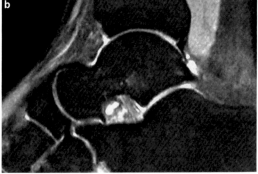

Diese Irritationen führen vor allem im Hüftgelenk zu einem Hochregulieren der peripheren Katecholamin-Rezeptoren mit Sensibilisierung gegenüber zirkulieren-den Katecholaminen mit der Folge einer Vasokonstriktion. Auch primäre afferente Nervenfasern werden sensibilisiert mit der Folge einer zentralen Sensibilisierung.

Das **Krankheitsbild** wurde unter verschiedenen Bezeichnungen publiziert:

- **Transiente Osteoporose** (alte Bezeichnung vor Einführung der MRT)
- **Knochenmarködem** der Hüfte in der Schwangerschaft (MRT-Befund)
- **CRPS** in der Schwangerschaft (KMÖ in Kombination mit den Budapester Kriterien)

Diese 3 Begriffe beschreiben ein gemeinsames Geschehen mit 3 Stadien, beginnend mit einem Knochenmarködem, mit Entwicklung entzündlicher Symptome

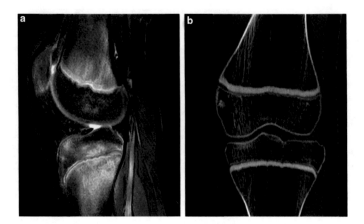

Abb. 8.3a und b (a) 14-jähriger Junge mit Entwicklung eines atypischen CRPS 1 im linken Kniegelenk, aufgetreten 1 Monat nach einer Prellung der Kniescheibe bei einem Sturz im Schulhof. Beachte die scharfe Grenze des Ödems an der Wachstumszone mit ihrer scharfen Begrenzung der Blutversorgung. MRT. (b) Nach 3 Monaten unter konservativer Therapie deutlicher Schwund der Spongiosa und Verdünnung der Kompakta. CT

des CRPS und im späteren Stadium übergehend in einen lokalen Knochenschwund.

Therapie: Das CRPS in der Schwangerschaft zeigt exemplarisch die enge Verknüpfung eines schmerzhaften KMÖ (Knochenschmerz und Schwellung) mit dem Vollbild eines CRPS (hinzu kommen Weichteilveränderungen mit sudomotorischen, vasomotorischen und trophisch/motorischen Symptomen). Bei dieser Sonderform kommt mit Abschluß der Schwangerschaft und Stillzeit eine Therapie mit 3 Infusionen von 6 mg **Ibandronat** sowie eine **Vitamin D**-Substitution von 2000 IE tgl. zur Anwendung (Abb. 8.4a und b). In 90 % der Fälle war mit diesem BP-Protokoll eine effektive Schmerzbehandlung verbunden mit einer Ausheilung des KMÖ (MRT Kontrollen) zu erzielen. Alternativ zum BP wird gerade bei prämenopausalen Frauen **Denosumab** wegen der kurzen Verweildauer im Körper empfohlen. Der Knochenabbau in der befallenen Hüfte wird mittels der strahlungsarmen DXA-Messung überwacht.

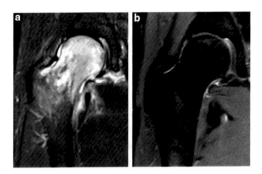

Abb. 8.4a und b (a) KMÖ des rechten Femurkopfes und Halses mit Ausdehnung bis in die Intertrochantärregion. (b) Nach Geburt und abgebrochener Stillzeit Gabe von Denosumab s.c. mit nahezu kompletter Remission des Knochenödems, ohne Zeichen einer Femurkopfnekrose

> Eine spontane Remission des CRPS bei Schwangeren wird nach Geburt und Stillzeit häufig beobachtet. Allerdings sind Rezidive bei einer weiteren Geburt auch möglich.

8.3 CRP bei geriatrischen Patienten

Im hohen Alter entwickelt sich das CRPS häufig nach Stürzen einer Operation, einer Arthroskopie, nach Herzinfarkt oder Schlaganfall, nach Immobilisation oder im Rahmen einer Arthrose mit degenerativ/entzündlicher Zerstörung des Gelenkknorpels. 1 von 3 älteren Erwachsenen stürzt innerhalb eines Jahres, aber nur die Hälfte dieser Patienten berichten davon ihrem Hausarzt.

Unterschieden werden bei geriatrischen Patienten 2 Typen von CRPS:

Typ 1: Zugrundeliegende Prellungen, Bagatelltraumen oder Frakturen mit Verletzung der Knochenstruktur, auch Immobilisation z. B. bei Schlaganfall. Keine Verletzung von Nerven. Auch bekannt als Reflex sympathische Dystrophie (RSD).

Typ 2: Nervenschädigung im Rahmen einer Fraktur, einer Operation oder einer Infektion. Auch bekannt als Kausalgie.

Die **medikamentöse Therapie** des CRPS in dieser Altersgruppe wird kompliziert durch zahlreiche geriatrische Krankheiten, Bewegungseinschränkungen, Sturzgefährdung, kognitive Einschränkungen und Medikamente, die alle bei

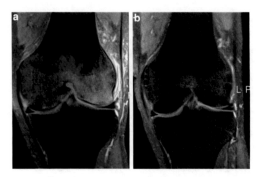

Abb. 8.5a und b (a) Ausgedehntes KMÖ mit Symptomen eines CRPS im medialen und lateralen Femurkondylus mit subchondralen Mikrofrakturen 6 Wochen nach Arthroskopie mit Knorpelglättung. (b) Nahezu komplette Ausheilung unter 4 Ibandronatinfusionen nach 3 Monaten

der Dosierung von Analgetika, Antineuroleptika und Opioiden berücksichtigt werden müssen. Im höheren Alter liegt einem CRPS häufig ein degenerativer Knorpelschaden in Hüfte, Knie oder Sprunggelenk mit einem benachbarten schmerzhaften KMÖ zugrunde (Abb. 8.5a und b). Daher sind intravenöse BP auch in dieser Situation erste Wahl. Ibandronat kann bei Einschränkung der Nierenfunktion bis zu einer GFR>30 ml/min gegeben werden, allerdings mit einer längeren Infusionsdauer und einer Dosisreduktion (siehe Fachinformation des Herstellers). Bei stärkerer Einschränkung steht Denosumab zur Verfügung, das nicht über die Niere ausgeschieden wird. Wir haben in unserem Zentrum Prolia® s.c. 60 mg 2–3 mal in Abständen von 1–2 Monaten verabreicht.

Medikamentenliste, Literatur und Adressen

9

9.1 Medikamentenliste zur Behandlung des Knochenmarködems

Die vorliegende Liste kann nicht vollständig sein. Für Detailfragen und bezüglich der Vollständigkeit der Medikamentenliste wird auf die „Rote Liste" verwiesen.

Denosumab

Warenzeichen (Hersteller):	**Prolia® 60 mg Injektionslösung in einer Fertigspritze (Amgen), XGEVA® 120 mg Injektionslösung (Amgen)**
Stoffgruppe:	RANKL-Antikörper
Anwendungsgebiete: Prolia®:	Behandlung der Osteoporose bei postmenopausalen Frauen mit erhöhtem Frakturrisiko, Behandlung von Knochenschwund im Zusammenhang mit Hormonablation bei Männern mit Prostatakarzinom und erhöhtem Frakturrisiko.
Dosierung:	60 mg Fertigspritze s.c. 1mal alle 6 Monate
Hinweis:	Patienten müssen angemessen mit Kalzium und Vitamin D versorgt werden. Siehe Rote Hand Brief. Reversible Therapie
XGEVA®:	Prävention von skelettbezogenen Komplikationen bei Erwachsenen mit Knochenmetastasen aufgrund solider Tumoren
Dosierung:	120 mg Fertigspritze s.c. alle 4 Wochen

Hinweis:	Bei allen Patienten Ergänzung mit Kalzium und Vitamin D außer bei bestehender Hyperkalzämie. Engmaschige Kalziumkontrollen im Serum wichtig! Siehe Rote Hand Brief.

Ibandronat

Warenzeichen (Hersteller):	**Bondronat® 6 mg/6 ml Konzentrat zur Herstellung einer Infusionslösung, Bondronat® 50 mg Filmtabletten (Roche), Generika**
Stoffgruppe:	Tertiäres Aminobisphosphonat
Anwendungsgebiete:	Tumorinduzierte Hyperkalzämie, Prävention skelettbezogener Ereignisse bei Patienten mit Brustkrebs und Knochenmetastasen
Dosierung:	Gesamtdosis eines Behandlungsganges zwischen 2–6 mg. Langsame i. v. Infusion in 500 ml 0,9 % Kochsalzlösung oder 500 ml 5 % Glukoselösung über 1 h (siehe Fachinformation). Studien belegen, dass 6 mg Bondronat® auch über eine verkürzte Infusionszeit von 15 min gegeben werden kann, ohne Nachweis einer Nierenschädigung. Bondronat® kann bis zu einer Dosis von 3 mg auch langsam injiziert werden. Bei Hyperkalzämie Rehydration mit 0,9 % Kochsalzlösung vor oder während der Behandlung empfohlen

Die Filmtablette wird täglich eine halbe Stunde vor dem Frühstück eingenommen und ist bei onkologischen Indikationen vergleichbar wirksam wie das i. v.-Präparat.

Kommentar:	Bondronat® kann bis zu einem Serumkreatinin <5 mg/dl gegeben und bis zu 2 mg auch langsam i. v. injiziert werden. Bezüglich Nebenwirkungen siehe Fachinformation und Kapitel in diesem Buch
Warenzeichen (Hersteller):	**Bonviva® 150 mg Tablette, Bonviva® 3 mg Infusionslösung (Roche/GlaxoSmithKline), Generika**
Anwendungsgebiet:	Prävention und Therapie der postmenopausalen Osteoporose
Dosierung:	Monatstablette/Injektion alle 3 Monate.

Zoledronat

Warenzeichen (Hersteller):	**Zometa® 4 mg/5 ml Konzentrat zur Herstellung einer Infusionslösung (Novartis Pharma), Generika, Aclasta® 5 mg Infusionslösung (Novartis Pharma)**
Stoffgruppe:	Zyklisches Bisphosphonat (Imidazolring)
Zusammensetzung:	Pulver und Lösungsmittel, die Aufbewahrungszeit der rekonstituierten Lösung im Kühlschrank darf 24 h nicht überschreiten
Anwendungsgebiet:	Behandlung der tumorinduzierten Hyperkalzämie. Prävention skelettbezogener Komplikationen (pathologische Frakturen, Wirbelkompressionen, Bestrahlung bzw. Operation am Knochen oder tumorinduzierte Hyperkalzämie) bei Patienten mit fortgeschrittenen, auf das Skelett ausgedehnten Tumorerkrankungen, Morbus Paget des Knochens, postmenopausale Osteoporose, Osteoporose des Mannes, Glukokortikoid-induzierte Osteoporose, Osteogenesis imperfecta
Gegenanzeige:	Schwangerschaft und Stillzeit. Niereninsuffizienz: siehe Rote Hand Brief
Dosierung, Art und Dauer der Anwendung:	4 mg Infusion in Abständen von 3–4 Wochen. Die rekonstituierte Zometa-Infusionslösung wird mit 100 ml 0,9 % Natriumchlorid- oder 5 % Glukoselösung weiterverdünnt und in einer 15-minütigen intravenösen Infusion verabreicht.
Kommentar:	Bezüglich Nebenwirkungen (insbesondere Niereninsuffizienz und Kiefernekrosen) siehe Fachinformation. Zur Vermeidung einer Nierenschädigung wird zum Zeitpunkt der Infusion reichliches Trinken und eine Alkalisierung des Urins mit Natriumbikarbonat empfohlen (Anmerkung des Autors)
Hinweis:	Bei einer GFR <35 ml/min wird die Anwendung von Zoledronat nicht mehr empfohlen (Rote Hand Brief).

9.2   Aktuelle Literatur

Die unten aufgeführten aktuellen Bücher und Publikationen enthalten Überblicke über die verschiedenartigsten Aspekte des CRPS. Ausführliche Referenzlisten sind aus den Büchern zu entnehmen. Zusätzlich steht in der internationalen Literatur bereits eine große Zahl von wissenschaftlichen Artikeln über alle Aspekte dieser Krankheit zur Verfügung. Diese sind im Internet verfügbar. Es ist daher unmöglich, alle relevanten Publikationen in diesem praktisch orientierten Leitfaden zu berücksichtigen.

Bücher zum Thema „Morbus Sudeck (CRPS)"

1. Bartl R Hrsg. Klinische Osteologie: Entstehung, Diagnostik, Prävention und Therapie aller Knochenkrankheiten. Stuttgart: Thieme 2014.
2. Bartl R, Bartl C. Das Osteoporose Manual: Biologie, Diagnostik, Prävention und Therapie. Berlin: Springer 2021.
3. Bartl R, von Tresckow E, Bartl C. Bisphosphonat-Manual: Wirkungen – Indikationen – Strategien. Heidelberg: Springer 2005.
4. Birklein F. Leitlinien für Diagnostik und Therapie komplexer regionaler Schmerzsyndrome (CRPS). Deutsche Gesellschaft für Neurologie 2018.
5. Bringezu G, Schreiner O. Lehrbuch der Entstauungstherapie. Heidelberg: Springer 2020
6. Lawson E, Castellanos J (Eds.). Complex Regional Pain Syndrome. Cham: Springer 2021.

Schmerzkliniken und Selbsthilfegruppen zum Thema CRPS
Diese Plattformen in verschiedenen Ländern in Deutschland richten sich an Patienten mit Morbus Sudeck (CRPS), bieten telephonische und persönliche Beratungen an und organisieren regelmäße Veranstaltungen zum Thema. Die Adressen und Telefonnummern finden sich im Internet.

Schmerzkliniken mit stationärer Behandlung von Kindern, Jugendlichen und Erwachsenen mit CRPS finden sich ebenfalls im Internet. Der Autor mit seiner Praxis in München hat beste Erfahrungen mit dem Zentrum für Schmerztherapie junger Menschen (Ärztlicher Direktor: Prof. Dr. med. Johannes-Peter Haas) in Garmisch-Partenkirchen und der

CRPS-Bayern Selbsthilfegruppe
Marthastraße 13
90482 Nürnberg
Tel.: 0177/3238036

Email: kontakt@crps-bayern.info.
Homepage: http://crps-bayern.info

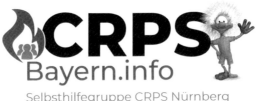

Was Sie aus diesem *essentials* mitnehmen können

- Das CRPS (früher Morbus Sudeck bezeichnet) ist heute immer noch eine rätselhafte, komplexe Erkrankung mit vielen Facetten.
- Die Diagnose wird aufgrund der Symptome im Bereich des befallenen Areals gestellt: Schmerzen, Schwellung, Temperaturerhöhung, Verfärbung der Haut, Haar- und Nagelwachstum, Funktionseinschränkung.
- Die MRT zeigt bei Typ 1 in der Regel ein Knochenmarködem in der betroffenen Extremität
- Das CRPS wird heute nach den „Budapestern Kriterien" diagnostiziert und eingeteilt.
- Das CRPS wird nach der Ätiologie in Typ 1 nach Trauma ohne spezifische Nervenschädigung, in Typ 2 nach einer Nervenverletzung und in Typ NOS („not otherwise specified") eingeteilt.
- Beim CRPS werden 3 Stadien unterschieden: akutes („warmes"), dystrophisches und atrophisches („kaltes") Stadium.
- Die Therapie beginnt mit einer konservativen Therapie einschließlich verhaltenstherapeutischer und psychologischer Elemente.
- Das Management des CRPS wird traditionsgemäß von Neurologen und Schmerztherapeuten geprägt. Auch osteologische Aspekte wie das KMÖ und antiresorptive Substanzen müssen in einem multimodalen Konzept unbedingt Berücksichtigung finden!
- Bisphosphonate sind „first line" Medikamente in der Behandlung eines CRPS mit KMÖ.
- Die Prognose ist vor allem im frühen Stadium gut, mit einer Ausheilung in etwa 75 % der Patienten.
- Auch Kinder und Jugendliche, Schwangere und geriatrische Patienten leiden an CRPS und müssen individuell behandelt werden.

R. Bartl, *Morbus Sudeck (CRPS)*, essentials,
https://doi.org/10.1007/978-3-662-66013-3

Printed in the United States
by Baker & Taylor Publisher Services